MARIE LENÉ...

—

Le Cas

de

Miss Helen Keller

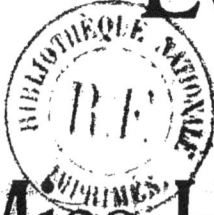

> Je voudrais vivre seize cents ans.
> HELEN KELLER.

PARIS

EXTRAIT DV MERCVRE DE FRANCE

—

MCMVIII

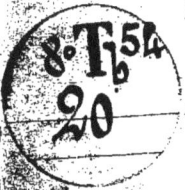

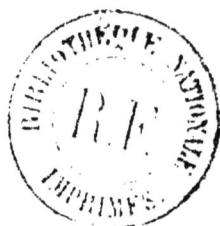

LE CAS DE MISS HELEN KELLER

MARIE LENÉRU

—

Le Cas

de

Miss Helen Keller

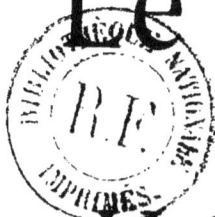

Je voudrais vivre seize cents ans.
HELEN KELLER.

PARIS

EXTRAIT DV MERCVRE DE FRANCE

—

MCMVIII

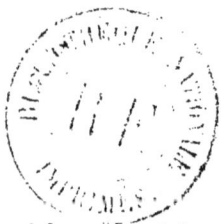

L'Amérique est riche en jeunes filles, mais il n'y a pas que la manière d'Alice Roosevelt et de Gladys Vanderbilt. L'une d'elles, qui n'est ni milliardaire, ni beauty — bien qu'elle soit charmante — possède une notoriété si encombrante qu'elle est obligée de faire imprimer qu'elle ne peut pas répondre à ses lettres, des compatriotes inconnus lui annoncent qu'un bateau portera son nom. S. M. la reine douairière d'Espagne lui envoya son portrait en médaillon et, de célébrité à célébrité, elle fut en relation avec des artistes et des écrivains. Si l'on demande ce qu'a fait cette jeune fille, voici : elle est sourde-muette-aveugle.

Mark Twain a dit que les deux personnages les plus extraordinaires du dix-neuvième siècle étaient Napoléon Ier et Helen Keller. Le goût reçoit un petit choc au rapprochement de ces deux noms et, cependant, à ne considérer que la rareté des êtres, il est simplement exact. Si l'on supprimait de la vie impériale toutes les sanctions glorieuses pour n'en laisser subsister que la dépense de force et qu'on offrît à un homme le moyen de reproduire la somme d'énergie fournie par le capitaine ou par la jeune fille, la réponse ne fait pas un doute : il opterait sans hésitation pour l'empereur.

Ce qui rend miss Keller infiniment intéressante, hors de tout point de vue pathétique et même, si je puis le dire, énergétique, c'est l'expérience qui répète en sa vie les étapes de l'humanité. Elle a passé de l'inconscience à la conscience, de l'animal à l'homme, elle a vu naître son âme et, comme une grande mystique, elle nous décrit ses « états intérieurs ». Helen Keller racontant ses visions est seulement beaucoup plus intellectuelle. Il y a chez elle une désinvolture, un vocabulaire techniques qui font certainement oublier — et c'est l'éloge auquel elle serait sensible — l'inévitable frisson provoqué par une telle expérience.

Le livre où elle nous racontait son éducation, ses lectures, ses voyages et ses examens, était déjà bien surprenant. Or, miss Keller est en incommensurable progrès dans son article *Sense and Sensibility* — Century. Febr-March 1908. — Il ne s'agit plus de nous apprendre comment elle est devenue normale, mais, chose bien plus importante, de définir, d'étudier l'exception qui est la sienne. Dans son livre, on était toujours en présence de l'effort, de la victoire d'être pareille aux autres. Aujourd'hui elle comprend mieux les différences, elle s'y attache et révèle des qualités d'observation qui tiennent du psychologue, de l'artiste et même, dans leur tension vers une vie supérieure, de l'ascète.

Quand les professeurs des sourds-muets me parlaient de leurs élèves aveugles, je demandais toujours : « Comment les commence-t-on ? » On ne s'imagine pas comme c'est simple ; il ne faut qu'être très patient. Le seul instrument indispensable est une langue humaine. L'enfant normal apprend à la parler, l'enfant qui ne parle pas à la lire, l'enfant qui ne parle ni ne lit, à l'écrire.

On écrivit dans la main d'Helen (1) « poupée ». On lui donna sa poupée et puis d'autres poupées, et toujours on écrivait les mêmes lettres. On lui apprit à les épeler elle-même. Elle imita d'abord et quelques semaines après comprit le rapport des mots aux choses. Elle a pu distinguer l'heure précise de ce qu'on appellerait sa conversion à l'intelligence. Comme elle confondait toujours *gobelet* et *eau*, on dut lui mettre la main sous une fontaine. « Tandis que je goûtais la sensation de cette eau fraîche, miss Sullivan traça dans ma main restée libre le mot eau, d'abord lentement, puis plus vite. Je restais immobile, toute mon attention concentrée sur les mouvements de ses doigts. Soudain il me vint un souvenir imprécis comme de quelque chose depuis longtemps oublié et, d'un seul coup, le mystère du langage me fut révélé... Je quittai le puits avide d'apprendre. Toute chose avait un nom et tout nom provoquait une pensée nouvelle. En retournant à la maison, tous les objets que je touchais me semblaient frissonner de vie. » Et

(1) Le professeur se sert de l'alphabet manuel ; l'élève pose légèrement la main sur la sienne pour ne pas gêner les mouvements.

bien que la mélancolie soit délibérément absente de cette autobiographie, miss Keller remarque : « Chose qui ne m'était pas encore arrivée, je m'endormis impatiente du lendemain. »

Bien qu'Helen ne semble pas avoir eu, comme nos sourds-muets des établissements religieux, la grande épreuve du catéchisme à traverser, pour l'enseignement des mots abstraits, il fallut d'heureuses trouvailles. C'est un jour qu'elle enfilait des perles — deux grosses, trois petites — et réfléchissait au moyen de réparer une faute, que miss Sullivan mit un doigt sur son front et lui dit : « Pensez. » La traduction de « j'aime Helen » fut diabolique. Le professeur avait beau indiquer le cœur et dire : « Cela se passe ici », la théorie viscérienne de l'affection restait incompréhensible pour l'élève. Cela ne se touchait pas et comme elles avaient des violettes et qu'il faisait chaud, Helen demandait si c'était le soleil ou l'odeur. C'est en lui expliquant ce qu'elle éprouvait pour le jeu qu'on fit pénétrer cette petite sauvage dans le domaine du sentiment.

La méthode était naturellement de soumettre l'élève au plus grand nombre d'expériences possibles. Il fallait toucher à tout, comme elle en recevra l'autorisation à Chicago du président de l'Exposition. Miss Keller est montée sur des échelles pour toucher les statues, elle a tenu toutes les fleurs dans ses mains, caressé toutes les bêtes, sans excepter les fauves des ménageries, elle a pu toucher les costumes et les visages d'Irving et d'Helen Terry après une représentation. Jefferson est venu jouer pour elle dans un salon ; la jeune fille mimait d'après les retouches de l'acteur. Miss Keller lit le français, l'allemand, le latin, le grec ; elle a composé en algèbre et en toutes ces langues avec sa machine à écrire ; elle a étudié la géométrie au moyen d'un dispositif ingénieux de fils de fer sur un coussin, car elle est entrée à Radcliffe Collège après des examens pour lesquels ses livres gaufrés arrivaient toujours trop tard et quand, pour l'algèbre, elle avait à se débattre entre les différents Brailles dont il fallait encore se faire envoyer la clef. Mais ce qu'elle était la seule à vouloir faire, ce dont tout le monde la décourageait, et qui prouva par la suite avoir été le plus précieux, elle apprit « à parler avec sa bouche » en lisant au toucher sur les lèvres et la gorge du professeur. Le résultat fut sans doute ce qu'il est pour les sourds-muets, mais il s'agissait bien de se faire comprendre ! Sans le savoir, elle venait d'apprendre à penser. « Quand j'étais enfant, dit-elle, mon langage intérieur était un épèlement intérieur. Dès que j'appris à parler, mon esprit rejeta les signes et commença d'articuler. »

C'est à ce dernier effort, je le crois, qu'elle doit aussi son style qui choisit les mots pour l'oreille et rythme les phrases. Cela est bien étonnant, et je ne trouve pas qu'on ait assez remarqué le phénomène. A moins de composer une sonate, il semble que rien ne lui était plus inaccessible. Elle aurait pu lire indéfiniment ; une lecture épelée ne lui donnait que le lettre à lettre, mais aucune valeur relative des syllabes et des mots. Il faut qu'elle ait senti les voyelles dans sa gorge et dans sa bouche, les consonnes entre ses lèvres et ses dents ; pour prendre ce contour de la parole qu'elle sait si bien contrôler, il faut qu'elle ait senti la respiration dans la phrase, qu'elle se soit mise à lire comme à penser en articulant, c'est-à-dire en entendant.

Voici où en est aujourd'hui miss Keller. Elle a 28 ans, mais à peine 20 ans d'humanité, si l'on tient compte que son premier mot lui fut épelé à sept ans et que les images, les impressions d'enfance n'ont pas existé pour elle.

Il y a quelques mois, dans un journal annonçant la publication du *Mathilda Ziegler Magazine pour les aveugles*, paraissait l'entrefilet suivant : « Un grand nombre de poèmes et de contes doivent être négligés parce qu'ils relèvent de la vue. Les allusions au clair de lune, à l'arc-en-ciel, aux étoiles, aux nuages et paysages ne doivent pas être imprimés, parce qu'elles tendent à exagérer chez l'aveugle le sens de son affliction. »

C'est-à-dire, je ne dois pas parler de belles demeures et de jardins, parce que je suis pauvre. Je ne dois rien dire sur Paris et les Indes, parce que je ne peux pas les visiter dans leur réalité territoriale. Je ne dois pas rêver du ciel, parce qu'il est possible que je n'aille jamais là. Cependant, un esprit d'aventure me contraint à user des mots de vue et de son, dont je ne peux deviner le sens que par l'analogie et l'imagination. Le jeu hasardeux est la moitié du plaisir, la joie de la vie quotidienne. Je m'illumine quand mes livres parlent des splendeurs que l'œil seul peut contempler. Les allusions aux nuages et aux clairs de lune n'exagèrent pas le sens de mon affliction, elles emportent mon âme hors de l'étroite réalité de l'affliction.

Les critiques aiment beaucoup nous dire ce que nous ne pouvons pas faire. Ils assurent que la cécité et la surdité nous séparent com-

plètement des choses dont jouissent le voyant et l'entendant et par
conséquent affirment que nous n'avons aucun droit moral à parler
de la beauté, du ciel, des montagnes, du chant des oiseaux et des
couleurs. Ils déclarent que les sensations mêmes que nous devons au
sens du toucher sont « suppléées » comme si nos amis sentaient le
soleil pour nous ! Ils ont nié *à priori* ce qu'ils n'ont pas vu et que
j'ai senti. Quelques hardis incrédules sont même allés jusqu'à nier
mon existence. Afin donc que je puisse exister, je recours à la
méthode de Descartes : « Je pense, donc je suis. » Ainsi me voilà
métaphysiquement établie et je rejette sur les incrédules la charge de
prouver ma non-existence. Quand nous considérons le peu qu'on a
découvert au sujet de l'esprit, n'est-il pas stupéfiant qu'on veuille
avoir la prétention de définir ce que nous pouvons ou ne pouvons
pas connaître ? J'admets que, dans l'univers visible, il y a d'innombrables merveilles insoupçonnées par moi. De même, ô critique
assuré, il y a des myriades de sensations perçues par moi et dont
vous n'avez pas rêvé.

Ce petit avant-propos montre la place que la jeune fille
occupe dans la publicité de son pays. Elle a eu souvent affaire
aux journaux, aussi bien pour prendre part à la dispute théo-
rique de son cas, que pour se défendre des apitoiements
stupides : « Je ne suis pas une épave humaine. » Elle sait très
bien ce qu'elle a de plus que les autres et a pris possession
de ses provinces inconnues comme les grands artistes s'em-
parent de leur œuvre. Helen Keller est un être pour qui le
monde tangible existe.

Tendez vos mains pour sentir l'abondance des rayons solaires.
Pressez les douces fleurs contre vos joues et suivez du doigt les grâces
légères de leur forme, la délicate mutabilité de leur apparence, leur
souplesse et leur fraîcheur. Exposez votre face aux marées aériennes
qui balaient le ciel, « aspirez de grandes gorgées d'espace », émerveillez-vous, émerveillez-vous à l'infatigable activité du vent. Amas-
sez note à note la musique infinie dont le flot se répand en vous,
aux sonorités tactuelles de milliers de branches ou des eaux préci-
pitées. Comment l'univers porterait-il une ride quand le plus profond
et le plus émotionnel des sens, le toucher, demeure fidèle à son ser-
vice ? Je sais bien que si une fée m'ordonnait de choisir entre la vue
et le toucher, je ne me séparerais pas du chaud et caressant contact
des mains humaines, ni de la richesse de forme, la noblesse et la
plénitude qui se pressent entre mes paumes.

« Dans ma classification des sens, dit-elle, l'odorat est un peu inférieur à l'oreille ; et le toucher est de beaucoup supérieur à l'œil.» Pour essayer de la comprendre, il faut se rappeler combien la langue est peu attentive à tout cet ordre de sensations. Si elle avait été française, elle n'aurait eu qu'un seul mot pour les parfums et pour les contacts, et « le toucher » lui-même, quel mot superficiel, épidermique pour cette première fonction de la vie : sentir. Nous le localisons tout de suite au bout des doigts, mais, bien que miss Keller ait dit avec stupeur, en parlant des autres : « Quand ils regardent, ils mettent leurs mains dans leurs poches », le mot tact a pour elle une signification bien plus étendue : « Chaque atome de mon corps est un vibroscope. »

La nécessité donne à l'œil un précieux pouvoir de vision et de même au corps entier un précieux pouvoir de sentir. Quelquefois l'on dirait que la substance même de ma chair est autant de regards épiant un monde chaque jour nouvellement créé. Le silence et l'obscurité qu'on dit m'enfermer ouvrent hospitalièrement la porte à d'innombrables sensations qui me distraient, m'informent, m'avertissent et m'amusent.

Il ne m'appartient pas de dire si nous voyons mieux avec la main qu'avec l'œil. Je sais seulement que le monde que voient mes doigts est vivant, brillant et satisfaisant. Le toucher apporte à l'aveugle un grand nombre de douces certitudes qui manquent à de plus fortunés, parce que leur sens du toucher est inculte. Quand ils regardent, ils mettent leurs mains dans leurs poches. Sans doute, c'est une des raisons pour lesquelles leur connaissance est souvent si vague, inexacte et inutile.

Il n'y a rien de confus ni d'incertain en ce que nous pouvons toucher. Par le sens du toucher je connais le visage de mes amis, la variété sans limites des lignes droites et courbes, toutes les surfaces, les accidents de terrains, le délicat façonnage des fleurs, les mille formes des arbres et la course des vents puissants. En dehors des objets, des surfaces et des changements atmosphériques, je perçois d'innombrables vibrations. J'obtiens une connaissance assez étendue des choses de tous les jours par les chocs et les ébranlements qu'on sent partout dans la maison.

Bien plus que le toucher de l'épiderme, qui ne lui donne que des relations géométriques, cette autre manière de sentir, plus proche de l'oreille que de la main, et qui est vraiment un autre sens, avec des organes différents : la faculté de percevoir les vibrations, l'a mise en rapport avec le monde vivant. L'é-

tude qu'elle en fait est curieuse par la révélation d'une suppléance presque totale de l'ouïe, on ne peut même pas dire à la
parole près, puisqu'elle a appris la voix et l'articulation au
toucher, pas même à la musique près, puisque celle-ci est le
règne des vibrations, à la mélodie près, sans doute, encore
miss Keller observe-t-elle : « Je ne suis jamais arrivée à distinguer une composition d'une autre. Je crois que c'est possible. Mais la concentration et le surmenage de l'attention
seraient si grands que je doute que le plaisir puisse être pro-
portionnel à l'effort. »

Voici la description exacte de ce monde de la vibration, le
plus inséparablement lié à la vie. Miss Keller nous parle d'a-
bord de l'ébranlement des pas, auquel elle reconnaît l'âge,
l'humeur et le sexe de celui qui marche :

Je sens en eux la fermeté, la décision, la hâte, la réflexion, l'activité, la paresse, la fatigue, l'insouciance, la timidité, la colère et le
chagrin. Je perçois très clairement ces dispositions chez les personnes
qui me sont familières.

Les pas sont fréquemment interrompus par certaines vibrations et
saccades, de sorte que je sais quand on s'agenouille, frappe du pied,
remue quelque chose, quand on s'assied, quand on se lève. Ainsi je
peux suivre jusqu'à un certain point les mouvements de ceux qui
m'entourent et leurs changements d'attitude. A l'instant, un léger,
un confus piétinement de pieds nus et ouatés m'apprend que mon
chien a sauté sur la chaise pour regarder à la fenêtre, ce que je ne
lui permets pas sans investigation, car, à l'occasion, il m'arrive de
sentir le même mouvement et je le trouve non sur la chaise, mais
frauduleusement sur le sofa.

Quand un menuisier travaille dans la maison ou dans la ferme à
côté, je sais par la vibration dentelée, oblique, de haut en bas, la
résonnante percussion des coups sur les coups, qu'il emploie la scie ou
le marteau. Si je suis assez rapprochée, une certaine vibration pro-
menée le long d'une surface de bois m'instruit de fait qu'il est en
train de raboter.

Un léger froissement sur le tapis m'apprend qu'un courant d'air
a fait envoler mes papiers. Un coup net est le signal qu'un crayon a
roulé par terre. Si un livre tombe, il rend un flaquement plat. Le
rappel d'un bâton sur la balustrade annonce que le dîner est servi.
La plupart de ces vibrations sont oblitérées en plein air. Sur une
pelouse ou sur une route, je sens seulement une course, un pas lourd
et le passage des roues.

En plaçant ma main sur les lèvres et la gorge d'une personne, je me rends compte de bien des vibrations spécifiques et je les interprète : le rire étouffé d'un petit garçon, le « Eh ! » de surprise d'un homme, le « hem » de l'ennui ou de la perplexité, un gémissement de douleur, un cri, un murmure, un sanglot, une suffocation, un halètement. Les cris des animaux, bien que sans paroles, sont éloquents pour moi : le ronron du chat, son miaulement, son crachement de colère, saccadé, agressif ; l'aboiement avertisseur d'un chien, ou sa joyeuse bienvenue, son hurlement de douleur ou son ronflement satisfait ; le meuglement d'une vache et le jacassement d'un singe, le hennissement d'un cheval, le rugissement du lion et le terrible grondement du tigre. Peut-être devrais-je ajouter, pour le bénéfice des critiques et des incrédules qui pourraient parcourir cet essai, qu'avec ma propre main j'ai senti tous ces sons. De mon enfance à l'heure actuelle, j'ai saisi toutes les occasions de visiter les jardins zoologiques, les ménageries et les cirques, et tous les animaux, excepté le tigre, ont parlé dans ma main. Je n'ai touché le tigre que dans un museum, où il est aussi inoffensif qu'un agneau ; je l'ai cependant entendu rugir royalement comme une cataracte sur des rocs.

Pour continuer, je connais aussi le « plop » d'un liquide dans un vase. Donc, si je renverse mon lait, je n'ai pas l'excuse de l'ignorance. Je suis aussi familière avec l'éclatement d'un bouchon, le pétillement d'une flamme, le tic-tac de la pendule, le branle métallique d'un moulin à vent, l'élévation laborieuse et la chute de la pompe, le jet volumineux de la pompe à incendie, le coup illusoire du vent à la porte et à la fenêtre, le fracas du tonnerre et bien d'autres vibrations impossibles à énumérer.

Ces avertissements, ces repères dans le monde sensible, ne lui furent pas seulement des renseignements au jour le jour, il a fallu faire reposer là-dessus toute une éducation, se construire avec ces riens une représentation de la vie :

Je me suis tenue près d'un pont en voie de construction et j'ai senti le fracas tactuel, le retentissement des lourdes masses de pierre, la chute de la terre éboulée, la rumeur des machines, le bruit mat des charrettes de boue, les triples coups des marteaux de forge. J'ai pu sentir les pots à feu, le goudron, le ciment, ainsi j'ai une idée très vive des grands travaux dans la pierre et l'acier et je crois être au courant de tous les bruits infernaux qui peuvent être réalisés par l'homme ou par la machine. La chute des corps tombant lourdement, l'éclat soudain, déchirant, des bûches qu'on fend, le brisement cristallin de la glace pilée, le craquement d'un arbre précipité à terre par un ouragan, l'incompréhensible et persistant chaos de bruit d'un train de marchandises qu'on aiguille, l'explosion du gaz, les roches qui sautent et le grincement terrifiant du roc sur le roc qui précède l'écroulement, toutes ces choses sont tombées sous l'expérience de mon toucher et contribuent à ma notion de Bedlam, d'une bataille, d'une trombe, d'un tremblement de terre et de toute autre énorme accumulation de bruits.

Le toucher me met en contact avec le trafic et l'activité multiple de la ville. Sans parler du mouvement et de l'encombrement de la foule, des indescriptibles grincements et hurlements électriques de la rue, je suis consciente des exhalaisons émanant de différentes boutiques; des automobiles, camions, chevaux, éventaires de fruits et des nombreuses variétés de fumées.

La cité est intéressante, mais le silence tactuel de la campagne est toujours le bienvenu après le fracas de la ville et les irritantes secousses du train. Combien silencieuses et sans troubles sont les destructions, les réparations et les altérations de la nature ! Avec nul bruit de marteau, ou de scie, ou de pierre séparée de la pierre, mais avec une musique de bruissements et de chutes mûres sur le gazon, viennent à terre les feuilles et les fruits que le vent chasse des branches. Silencieusement tout tombe, tout se fane, tout est reversé à la terre afin qu'elle puisse recréer; tout dort, tandis que les architectes actifs du jour et de la nuit accomplissent ailleurs leur silencieux travail. Même sérénité quand tout à coup le sol cède à la lumière une création nouvellement élaborée.

Mais cette remarquable suppléance fait totalement défaut pour un autre organe. La vue est la fonction la plus isolée, vers laquelle il n'y a pas de degrés dans notre sensibilité ; avec une intuition merveilleuse, elle a découvert que les phénomènes intellectuels lui fourniraient encore la meilleure analogie, en tenant compte, cependant, de certaines données, apportées par l'odorat.

Les sensations du toucher sont permanentes et définies, les odeurs varient et sont fugitives, elles changent de nuance, de degré et de place. Il y a quelque chose encore dans une odeur qui me donne une impression de distance. Je dirais d'horizon — la ligne ou l'odeur et l'imagination se rencontrent à l'extrême limite de l'odorat.

L'odorat me renseigne plus que le toucher et le goût sur la manière dont l'ouïe et la vue s'acquittent probablement de leurs fonctions. Le toucher semble résider dans l'objet touché, parce qu'il y a contact de surfaces. Dans l'odorat, il n'y a aucune notion d'intermédiaire et l'odeur semble résider, non dans l'objet senti, mais dans l'organe. Puisque je sens un arbre à distance, il est compréhensible pour moi qu'une personne voit cet arbre sans le toucher. Je ne suis pas intriguée par le fait qu'elle en reçoit l'image sur sa rétine, sans intermédiaire puisque mon odorat perçoit l'arbre comme une sphère impalpable, sans plénitude ou contenu. En elles-mêmes, les odeurs ne suggèrent rien. Je dois apprendre, par association, à juger par elles de la distance, du lieu, et des actes ou du voisinage qui en sont les habituelles occasions, précisément comme on m'a dit juger de la couleur, la lumière et le son.

Nous avons dit que ce sont les phénomènes mentaux auxquels elle demande ses meilleures analogies de la vision.

En simple hypothèse, il y a des correspondances adéquates pour toutes les choses de la vie, pour la chaîne entière des phénomènes. L'éclair de la pensée m'explique la soudaineté de l'éclair et le passage d'une comète à travers le ciel. Mon ciel mental m'ouvre les vastes espaces célestes et je procède à les remplir avec les images de mes étoiles spirituelles. Je reconnais la vérité par la clarté et la direction qu'elle donne à ma pensée et, sachant ce qu'est la clarté, je peux imaginer ce que la lumière est à l'œil. Ce n'est pas une convention du langage, mais un impérieux sentiment de la réalité, qui parfois me fait tressaillir quand je dis : « Oh ! je vois ma faute » ou : « Comme sa vie est sombre et sans joie ! » Je connais ces métaphores, cependant je dois m'en servir puisqu'il n'y a rien dans notre langue pour les remplacer. Des métaphores sourdes-aveugles pour y correspondre n'existent pas et ne sont pas nécessaires. Parce que je peux comprendre le mot « reflet » figurativement, un miroir ne m'a jamais intriguée. La manière dont mon imagination perçoit les choses absentes me permet de voir comment les verres grossissent les choses, les rapprochent ou les éloignent.

Refusez-moi cette correspondance, ce sens interne, confinez-moi au monde du toucher incohérent, fragmentaire, et je suis une chauve-souris qui va et vient sur le vent. Supposez que j'omette les mots de vue, ouïe, couleur, lumière, paysage, les mille phénomènes, instruments et beautés qui leur sont attachés, je souffrirais une grande diminution de la surprise et du plaisir en atteignant la connaissance ; en outre — perte plus terrible — mes émotions seraient émoussées et je ne pourrais pas être en contact avec les choses invisibles.

Un fait s'est-il élevé pour démentir l'adéquacité de ces correspondances ? Y a-t-il une cellule d'un cerveau d'aveugle qu'on ait ouverte et trouvée vide ? Y a-t-il un psychologue qui ait exploré l'esprit du non-voyant et qui puisse dire : « Il n'y a pas de sensation ici ? »

N'est-ce pas l'admirable justification des poètes, que cette connaissance du réel suppléée par la métaphore ? Et miss Keller qui, je le crois bien, n'a pas lu Baudelaire, fait-elle autre chose que répéter — et jusqu'au titre même — le mystérieux sonnet des correspondances ?

> Comme de longs échos qui de loin se confondent
> Dans une ténébreuse et profonde unité,
> Vaste comme la nuit et comme la clarté
> Les parfums, les couleurs et les sons se répondent.

En étrangère à qui la langue a ménagé des surprises que nous ignorons, elle trouve même que nous l'avons trop admis, et qu'avant elle nous en sommes arrivés à la confusion des sens :

Non seulement les sens nous trompent, mais les habitudes de notre langue indiquent que les gens qui possèdent cinq sens trouvent difficile de garder leurs fonctions distinctes. Je dois croire qu'on entend des points de vue, qu'on voit des tons, qu'on goûte la musique. On me dit que les voix ont une couleur. Le tact, que j'avais supposé être une affaire de perception délicate, devient une affaire de goût. A juger par le large emploi du mot, le goût paraît être le plus important de tous les sens. Le goût règne sur les grandes et les petites conventions de la vie. Certainement, le langage des sens est plein de contradictions et mes semblables, qui ont cinq portes à leur maison, ne sont pas plus chez eux en eux-mêmes que je ne le suis. Alors ne peut-on pas m'excuser, si ce compte-rendu de mes sensations manque de précision ?

Il ne faut pas oublier qu'elle possède autre chose que les vibrations, si infime que nous paraisse l'odorat, si indigent en apport humain, tout prend ici la valeur spéciale des moindres indices pour un enquêteur passionné. « Les sens, dit-elle, s'entr'aident et se renforcent l'un l'autre à tel point que je ne sais pas lequel, du toucher ou de l'odorat, me renseigne davantage sur le monde. Partout la rivière du toucher est rejointe par les ruisseaux des perceptions de l'odorat. » Miss Keller trouve difficile de parler avec dignité et vérité de l'odorat. Il n'occupe pas, trouve-t-elle, parmi les sens, la haute situation qui lui serait due. « Il y a quelque chose de l'ange tombé, dans son cas. »

Dans mon expérience, dit-elle, l'odorat est fort important, et je trouve les plus hautes autorités en faveur de la noblesse d'un sens que nous avons négligé et déconsidéré. Il est écrit que le Seigneur commanda que l'encens soit continuellement brûlé devant lui avec une odeur agréable. Je doute qu'il y ait une sensation naissant de la vue plus délicieuse que les odeurs qui filtrent à travers des branches chauffées du soleil et agitées par le vent, ou la marée des parfums qui s'enfle, se calme, s'élève encore, onde à onde, remplissant le vaste monde d'une invisible odeur. Une bouffée de l'univers nous fait rêver des mondes que nous n'avons jamais vus, nous rappeler en un éclair des époques entières de notre plus chère expérience.

Après quelques notations du parfum des saisons, auxquelles nous sommes entraînés, grâce à l'observation lyrique d'une toute moderne littérature, Helen Keller revient à son point de vue plus psychologique de l'odorat, sens informateur :

Je sais, par l'odorat, dans quelles maisons je pénètre. J'ai reconnu une maison de campagne à l'ancienne mode parce qu'elle possède plusieurs couches d'odeurs, laissées par une succession de familles, de plantes, de parfums et de draperies.

Dans le calme du soir, il y a moins de vibrations que pendant le jour, ainsi je dépends davantage de l'odorat. Le relent sulfurique d'une allumette me dit qu'on allume les lampes. Plus tard, je note une défaillante traînée d'odeurs qui flotte encore et disparaît. C'est le signal du couvre-feu. On éteint les lampes pour la nuit.

Au dehors, je suis avertie par le toucher et l'odorat du terrain sur lequel nous marchons et des lieux par où nous passons. Quelquefois, quand il n'y a pas de vent, les odeurs sont groupées de telle sorte que je reconnais le caractère du pays. Je peux situer une haie, une grange, une ferme dont les fenêtres sont ouvertes, un bouquet de pins.

Je n'ai pas, à la vérité, le flair infaillible du lévrier ou de l'animal sauvage. Néanmoins les odeurs humaines sont aussi variées et capables d'être reconnues que les mains et les visages. Le cher parfum de ceux que j'aime est si défini, si impossible à confondre que rien ne peut l'abolir complètement. Si des années se passaient avant que je puisse revoir un ami intime, je crois que je reconnaîtrais instantanément son parfum, au cœur même de l'Afrique, aussi rapidement que le ferait mon frère qui aboie.

Une fois, il y a longtemps, dans la foule d'une gare, une dame, en passant, m'a embrassée. Je n'avais pas même touché sa robe, mais elle laissa un parfum avec son baiser, qui me donna une lueur d'elle. Voilà bien des années qu'elle m'a embrassée. Cependant son parfum est vivant dans ma mémoire.

Il est difficile de trouver des mots pour la chose même : l'odeur caractéristique de la personne. Il semble qu'il n'y ait pas un vocabulaire adéquat des odeurs et je dois retomber dans les phrases approximatives et les métaphores.

Certaines personnes ont une vague odeur insubstantielle qui flotte autour d'elles, trompant tous les efforts pour l'identifier. C'est le feu-follet de mon expérience olfactive. Quelquefois j'en rencontre à qui fait défaut une distinctive odeur personnelle et je trouve rarement de telles personnes amusantes ou intéressantes. D'un autre côté, celui qui possède une odeur définie a souvent une grande vitalité, de l'énergie et de la vigueur d'esprit.

Les exhalaisons masculines sont, en général, plus fortes, plus vives, moins largement différenciées que celles des femmes. Dans l'odeur des jeunes gens, il y a quelque chose d'élémental, comme le feu, l'orage, la mer salée. Elle a une pulsation de gaieté et de désir. Elle suggère toutes les choses fortes, belles et joyeuses et me donne un sens de bonheur physique. Je me demande si les autres observent que tous les petits enfants ont la même odeur pure, simple, indéchiffrable comme leur dormante personnalité. Ce n'est que vers l'âge de six ou sept ans qu'ils commencent à avoir une perceptible odeur individuelle. Elle se développe et atteint sa maturité avec leurs forces mentales et physiques.

Ce que j'ai écrit au sujet des odeurs, particulièrement des odeurs personnelles, sera peut-être regardé comme le sentiment anormal de qui ne peut avoir idée « du monde de réalité et de beauté perçu par l'œil ». Il y a des gens qui sont aveugles aux couleurs, des gens qui sont sourds aux tons. La plupart des gens sont aveugles et sourds aux parfums.

Elle dit aussi :

Je comprends comment l'écarlate diffère du cramoisi, parce que je sais que l'odeur d'une orange n'est pas celle du raisin. Je peux aussi concevoir que les couleurs ont des nuances et deviner ce que sont les nuances. Dans l'odorat et le goût il existe des variétés, pas assez larges pour être fondamentales, aussi je les appelle des nuances. Il y a une demi-douzaine de roses près de moi. Toutes ont leur indiscutable parfum de rose, cependant mon nez me dit qu'elles ne sont pas les mêmes. L'American Beauty est distincte de la Jacqueminot et de la France. Les odeurs dans certains gazons se fanent aussi réellement pour mes sens que certaines couleurs au soleil pour les vôtres. La fraîcheur d'une fleur dans ma main est analogue à la fraîcheur que je goûte dans un fruit nouvellement cueilli. Je me sers d'analogies semblables pour élargir ma conception des couleurs. Certaines analogies qui existent pour moi entre les qualités des surfaces, de la vibration, du goût et de l'odorat, existent pour les autres entre l'ouïe, la vue et le toucher. Ce fait m'encourage à persévérer, à essayer de jeter un pont sur l'intervalle entre l'œil et la main.

Ces derniers mots nous font abandonner la partie purement

descriptive et nous mènent plus près de la mentalité de cette jeune fille, dont le plus précieux des sens est une infatigable curiosité pour un monde tellement absent, qu'il est vraiment pour elle un « autre monde » et qu'il lui faut à peu près toutes les vertus ascétiques pour en avoir seulement le désir. On finit par oublier, devant un vocabulaire si semblable au nôtre et une telle ardeur de divination, l'extrême indigence de ses sensations réelles. Pour vivre, il a fallu qu'elle sente et qu'elle veuille sentir. La vue et l'ouïe nous font vivre sans nous, mais le toucher est un acte, un accident. « Quand ma main me fait mal d'avoir trop touché », dit-elle. Elle est trop attentive pour ne pas mesurer l'effort qu'elle fournit. « Quand mon esprit se traîne lassé et surmené de forcer les idées à jaillir d'une matière obscure, insonore, incolore, détachée. »... Détachée: elle a très bien compris que ce une à une des sensations n'était pas la normale. « Il ne faut jamais oublier qu'avec les doigts je vois seulement une très petite portion des surfaces, et je dois passer et repasser la main sur elles, avant de saisir un tout. » Une petite fille dans la situation d'Helen Keller laissait retomber ses bras, quand on lui apprenait à enfiler des perles. Le prodige est toujours l'éveil de cette curiosité. Miss Keller eut sans doute près d'elle une admirable excitatrice, mais c'est bien plutôt l'élève qui donne l'impression d'avoir surmené le professeur.

L'aveugle doué de quelque courage est en face de l'inconnu et lutte avec lui, et que fait d'autre le monde de ceux qui voient? Il a l'imagination, la sympathie, l'humanité et ces existences indéracinables l'obligent, par une sorte de délégation, au partage d'un sens qu'il n'a pas. Quand il rencontre les termes de couleur, lumière, physionomie, il cherche, devine, résout leur signification, par des analogies tirées des sens qu'il a. Je tends naturellement à penser, raisonner, tirer des conséquences, comme si j'avais cinq sens au lieu de trois. Cette tendance dépasse mon contrôle, elle est involontaire, habituelle, instinctive. Je ne peux pas obliger mon esprit à dire : « Je sens » au lieu de « Je vois » ou « J'entends ». Le mot « sentir » prouve être à l'examen non moins une convention que « voir » et « entendre », quand je cherche des mots qui décrivent exactement les choses extérieures, qui affectent mes trois sens corporels. Quand un homme perd une jambe, son cerveau persiste à le contraindre d'user de ce qu'il n'a pas et qu'il sent être là. Se peut-il que le cerveau soit ainsi construit qu'il doive continuer l'activité qui anime la vue et l'ouïe, après que l'œil et l'oreille ont été détruits?

Elle est merveilleuse de persuasion et d'ingéniosité quand elle justifie l'élan qui l'emporte vers la Vie inconnue, dont elle a rencontré l'autel. Cette existence de jeune fille, devant laquelle tombent d'eux-mêmes, comme des vêtements de rebut, les mots de bonheur et de malheur, elle est toute animée, elle est toute passion et tout frémissement. Helen Keller veut la vie pour la vie, comme d'autres l'art pour l'art.

Le sourd-aveugle peut être enfoncé et enfoncé comme le plongeur de Schiller dans les mers de l'inconnu. Mais, différent du héros enchanté, il revient victorieux, serrant cette vérité sans prix que sa pensée n'est pas estropiée, ni bornée par l'infirmité de ses sens. Le monde de l'œil et de l'oreille lui devient un sujet de fatal intérêt. Il s'empare des mots de la vue et de l'ouïe parce que ses sensations l'y obligent. La lumière et la couleur dont il n'a pas d'évidence tactuelle, il les étudie sans appréhension, croyant que toute vérité humainement connaissable lui est accessible. Il est dans une position similaire à celle de l'astronome qui, ferme, patient, observe une étoile, nuit après nuit, pendant des années, et se trouve récompensé s'il découvre un seul fait à son égard. Le sourd-aveugle aux ordinaires choses extérieures et le sourd-aveugle à l'incommensurable univers sont tous deux limités par le temps et l'espace, mais ils ont fait un pacte pour se faire servir de leurs limitations.

La masse des connaissances humaines est une imaginaire construction. L'histoire n'est qu'un mode de l'imagination, une manière de voir les civilisations qui, depuis longtemps, n'apparaissent plus sur la terre. Quelques-unes des découvertes les plus significatives de la science moderne doivent leur origine à l'imagination d'hommes qui n'avaient ni les connaissances exactes, ni les instruments appropriés pour démontrer leurs convictions. Si l'astronomie n'avait pas toujours pris les devants sur le télescope, personne n'aurait jamais pensé qu'il valût la peine de construire un télescope. Quelle grande invention n'a pas existé dans la pensée de l'inventeur, longtemps avant qu'il lui donnât une forme tangible?

Un plus magnifique exemple de la connaissance imaginative est l'unité sur laquelle les philosophes basent leur étude de l'univers. Il leur est impossible de percevoir le monde dans sa totale réalité. Cependant leur imagination avec son compte ouvert à l'erreur, son pouvoir de traiter l'incertain comme négligeable, a montré la voie à la connaissance empirique.

Dans leurs moments de plus haute création, le grand poète, le grand musicien cessent d'user des grossiers instruments de la vue et de l'ouïe. Ils brisent l'ancrage de leurs sens, s'élèvent sur les impérieuses et fortes ailes de l'esprit bien au-dessus des collines nuageuses et des vallées obscurcies, dans les régions de la lumière, de la musique et de l'intellect.

Quel œil a vu les gloires de la Nouvelle Jérusalem? Quelle oreille a entendu la musique des sphères, les pas du temps, les coups du hasard et ceux de la mort? Les hommes n'ont pas entendu, avec leur sens physique le tumulte des douces voix sur les collines de Judée, ni vu la céleste vision; mais des millions ont écouté, à travers les âges, le message spirituel.

Notre cécité ne change pas un iota aux cours des réalités intérieures. De nous, il est aussi vrai que du voyant, que le plus beau des mondes est toujours celui que perçoit l'imagination.

Or, miss Keller affirme et prouve qu'elle n'est pas étrangère à notre idée de la beauté, et que « manquer d'un sens ou deux » n'est pas une suffisante affaire pour atrophier l'intelligence humaine. C'est toute la démonstration qu'elle a désiré faire, on sent que c'est là son point d'honneur.

D'après tous les arts, toute la nature, toute cohérente pensée humaine, nous savons que l'ordre, la proportion, la forme sont les éléments essentiels de la beauté. Maintenant l'ordre, la proportion, la forme, sont palpables au toucher. Mais la beauté et le rythme sont plus profonds que les sens. Ils sont comme l'amour et la foi. Ils jaillissent d'un acte spirituel ne dépendant que légèrement de la sensation. L'ordre, la proportion, la forme ne peuvent pas engendrer dans la pensée l'idée abstraite de beauté, s'il n'y a déjà là une âme-intelligence pour souffler la vie dans les éléments. Bien des personnes, ayant des yeux parfaits, sont aveugles dans leurs perceptions. Bien des personnes, ayant des oreilles parfaites, sont émotionnellement sourdes. Et précisément, ce sont elles qui osent poser des limites à la vision de ceux qui, manquant d'un sens ou deux, ont la volonté, l'âme, la passion, l'imagination.

Maintenant quel est pour elle ce monde imaginaire, où les images ne sont point? Miss Keller ne laisse rien dans le vague; avec elle on ne quitte pas le domaine de l'expérience; c'est ce qui doit, il me semble, rendre son témoignage aussi précieux qu'unique. J'ignore quel usage en pourrait faire actuellement un psychologue, mais je sens bien qu'il y a là un document sans équivalent.

Il y a, dit-elle, une consonnance de toutes choses, un mélange de tout ce que nous savons du monde matériel et du monde spirituel. Pour moi, ce sont toutes les impressions, vibrations, chaleur, froid, goût, odorat et les sensations que celles-ci apportent à l'esprit, infiniment combinées, entremêlées avec les idées associées et la connaissance acquise. Aucune personne réfléchie ne voudra croire que ce que j'ai dit au sujet de la signification des pas est strictement vrai de simples vibrations et secousses. C'est un revêtement du spirituel dans certains éléments matériels — coups tactuels — et une connaissance acquise des habitudes physiques et des traits moraux des êtres hautement organisés. Que signifieraient les odeurs si elles n'étaient pas associées à l'époque de l'année, à l'endroit où je vis, aux gens que je connais?

Le résultat d'un tel mélange est quelquefois un essai de cordes grinçantes très éloigné d'une mélodie, encore plus loin d'être une symphonie. Pour l'avantage de ceux qui auraient besoin d'être rassurés, je dirai que j'ai senti un musicien accorder son violon, que j'ai lu sur la symphonie et qu'ainsi j'ai une claire perception intellectuelle de ma métaphore. Mais avec de l'entraînement et de l'expérience, les facultés rassemblent les notes éparses et les combinent en un tout harmonieux et complet.

Me refusera-t-on l'usage de mots tels que « fraîcheur » ou « étincelle », « obscur » et « morne »? J'ai marché de grand matin dans les champs, j'ai senti un massif de roses chargé de rosée et de parfum. J'ai senti les courbes et les grâces de mon chat en train de jouer, j'ai connu les douces manières timides des petits enfants. J'ai connu le triste envers de toutes ces choses, un pénible tableau du toucher. Rappelez-vous que j'ai quelquefois voyagé sur une route poussiéreuse aussi loin que mes pieds purent aller. A un tournant soudain j'ai marché sur d'affreux roseaux desséchés; en étendant les mains j'ai touché un bel arbre dont un parasite avait pris la vie comme un vampire. J'ai touché un oiseau dont les douces ailes pendaient flasques, dont le cœur ne battait plus. J'ai pleuré sur la faiblesse et la difformité d'un enfant boiteux ou aveugle de naissance ou, pire encore, sans sa raison. Si j'avais le génie de Thomson, moi aussi je pourrais dépeindre une « Cité de l'Effroyable Nuit » par les seules sensations du toucher. De contrastes si irréconciliables, pouvons-nous manquer à nous former une idée de la beauté et de savoir certainement quand nous nous trouvons en présence du charme?

Il est impossible de disputer à Helen Keller un sens esthétique de la nature. Il n'est pas « vicarieux », comme on s'acharne à le lui dire. On peut parler des arbres quand on passe des minutes à les écouter, le front sur l'écorce, comme en témoigne une photographie émouvante. C'est avec un détail de poète

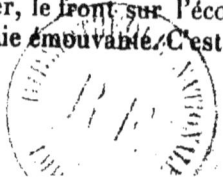

qu'elle décrit ses paysages sensibles. Ici encore l'abondance des sensations est surprenante, que faut-il admirer du sensitif appareil humain, ou de l'infatigable attention d'une volonté ?

Les mille douces voix de la terre ont réellement trouvé leur chemin vers moi, le petit bruissement des touffes de gazon, le froissement soyeux des feuilles, le bourdonnement des insectes, le ronflement d'une abeille dans une fleur que j'ai cueillie, le battement d'ailes d'un oiseau après son bain et la fine vibration sur les galets de l'eau qui se ride et court.

Les ayant une fois senties, ces voix aimées bourdonnent, murmurent, frissonnent et vibrent pour toujours dans ma pensée, une part d'heureux souvenirs qui ne meurent point.

Entre mes expériences et celles des autres, il n'y a pas un gouffre de muet espace que je ne puisse franchir. Car j'ai des contacts infiniment variés et instructifs avec le monde, avec la vie, avec l'atmosphère dont la radiante activité nous enserre tous. La pénétrante énergie de l'air qui enferme tou' est chaude et enivrante. Les ondes de chaleur et les ondes de son jouent sur mon visage dans une variété et des combinaisons infinies, de telle sorte que je puis soupçonner ce que peuvent être les myriades de sons que mes oreilles insensibles n'ont pas entendus.

Parlant alors des poètes aveugles, tels que Mme Bertha Galeron et M. Clarence Hawkes, miss Keller explique :

Notre idée du ciel est une accumulation d'aperçus du toucher, d'allusions littéraires et d'observations d'autrui, avec un mélange émotionnel du tout. Mon visage ne sent qu'une minime partie de l'atmosphère, mais je vais à travers l'espace continu et je sens l'air sur chaque point, à chaque instant. On m'a parlé des distances de la terre au soleil, aux autres planètes, aux étoiles fixes. Je multiplie mille fois les plus grandes hauteur et largeur que mon toucher peut atteindre, et j'acquiers ainsi un sentiment profond de l'immensité du ciel.

Faites que je me meuve constamment sur l'eau, toujours de l'eau, rien que de l'eau, et vous me donnez la solitude, l'étendue de l'Océan qui remplit l'œil. J'ai été en mer sur un petit bateau à voile, pendant que la marée montante le poussait vers le rivage. Ne puis-je comprendre la figure poétique : « Le vert du printemps submerge la terre comme une marée » ? J'ai senti la flamme d'une bougie soufflée et agitée dans un courant d'air. Ne puis-je alors dire : « Des myriades de mouches de feu volent deci et delà dans l'herbe humide de rosée, comme des lumignons agités » ?

Combinez l'espace sans fin de l'air, la chaleur du soleil, l'influence du parfum capricieux, les nuages décrits à mon esprit compréhensif, le fréquent passage d'un ruisseau à travers le sol, l'expansion d'un lac ridé par le vent, l'ondulation sensible des collines, dont je me souviens quand je suis bien loin d'elles, les arbres surplantant les arbres quand je marche près d'eux, les repères que j'essaie de garder pendant qu'on m'indique la direction des différents points de l'horizon, et vous commencerez à être plus certains de mon paysage mental. La limite extrême à laquelle ma pensée atteindra clairement est l'horizon de mon esprit. Par cet horizon j'imagine celui que l'œil distingue.

Le toucher ne peut pas franchir la distance — il n'est capable que du contact des surfaces — mais la pensée saute l'abîme. Pour cette raison il m'est possible d'user des mots qui décrivent les objets éloignés de mes sens. J'ai senti les rondeurs dans la tendre forme de l'enfant ; je peux appliquer cette perception au paysage et aux collines du lointain.

Certainement, je vais assez loin pour sympathiser avec la jouissance que mes semblables ressentent dans la beauté qu'ils voient et dans l'harmonie qu'ils entendent. Ce lien entre l'humanité et moi vaut la peine d'être maintenu, même si les idées sur lesquelles je le base prouvent être erronées. D'agréables et belles vibrations existent pour mon toucher, bien que pour m'atteindre elles doivent voyager à travers d'autres substances que l'air. Ainsi j'imagine les sons agréables et enchanteurs et leur arrangement artistique qu'on appelle la musique, et je me rappelle qu'ils voyagent à travers l'air vers l'oreille apportant des impressions quelque peu semblables aux miennes. Je sais aussi ce que sont les tons, puisqu'ils sont perceptibles actuellement dans la voix. Maintenant, la chaleur varie considérablement dans le soleil, dans le feu, dans les mains, dans la fourrure des animaux. En vérité il y a pour moi une telle chose qu'un soleil froid. Ainsi je pense aux variétés de la lumière qui touchent l'œil, froides et chaudes, vives et voilées, douces et éclatantes, mais toujours lumière, et j'imagine leur passage à travers l'air vers un sens largement ouvert au lieu d'un sens étroit comme le toucher. De l'expérience que m'ont donnée les voix, je devine comment l'œil distingue les ombres parmi la lumière. Pendant que je lis les lèvres d'une femme dont la voix est un soprano, je note un son bas ou joyeux, parmi la voix haute et déployée. Quand je sens mes joues chaudes, je sais qu'elles sont rouges. J'ai tellement lu sur les couleurs, j'en ai tellement parlé que, sans aucune intention de ma part, je leur attache un sens, précisément comme tout le monde attache une certaine signification à des termes abstraits, comme espérance, idéalisme, monothéisme, intellect, qui ne peuvent pas être véritablement représentés par des objets visibles, mais qui sont compris par des analogies entre les concepts immatériels et les idées qu'ils éveillent des choses externes. La force de l'association m'entraîne à dire que le blanc est pur, exalté, le vert exubérant, le rouge suggère l'amour ou la honte, ou la force ; sans la couleur ou son équivalent, la vie me serait sombre, aride, un vaste néant.

Ainsi par une loi intérieure d'achèvement, il n'est pas permis à mes pensées de demeurer incolores. Il me faut un effort de l'esprit pour séparer des objets la couleur et le son. Dès que mon éducation commença, les choses me furent toujours décrites avec leurs couleurs et leurs sons par quelqu'un ayant des sens aiguisés et un sentiment raffiné de la signification. Par conséquent, je pense habituellement aux choses en tant que colorées et sonores. L'habitude compte pour une part. Le sens de l'âme compte pour une autre part. Le cerveau avec sa construction pour cinq sens affirme son droit et compte pour le reste.

Car ce dernier point est la thèse d'Helen Keller, elle la défend avec vivacité, non cependant sans une certaine résignation désinvolte à ce qui ne peut être démontré.

L'enfant aveugle, dit-elle, l'enfant sourd-aveugle a hérité de l'esprit d'ancêtres voyants et entendants un esprit fait à la mesure de cinq sens. Donc il doit être influencé, que ce soit même à son insu, par la lumière, la couleur, le son transmis par le langage qu'on lui enseigne, car les cellules du cerveau sont prêtes à recevoir ce langage. Le cerveau de la race est tellement imprégné de couleur qu'il teinte même le langage de l'aveugle. Chaque objet auquel je pense est teint de la nuance qui lui appartient par l'association et la mémoire. L'expérience du sourd-aveugle dans un monde de voyants et d'entendants est pareille à celle du matelot dans une île dont les habitants parlent une langue qui lui est inconnue, dont la vie n'est pas celle qu'il a vécue. Il est un, ils sont plusieurs ; il n'y a nulle chance de compromis. Il doit apprendre à voir avec leurs yeux, à entendre avec leurs oreilles, à penser avec leurs pensées, à suivre leurs idéals.

Si l'obscur monde silencieux qui l'entoure était essentiellement différent du monde sonore, éclairé du soleil, il serait incompréhensible à ses pareils et ne pourrait jamais être discuté. Si ses sentiments et sensations étaient fondamentalement différents de ceux des autres, ils seraient inconcevables, excepté à ceux qui auraient des sensations et des sentiments similaires. Si la conscience mentale du sourd-aveugle était absolument différente de celle de ses semblables, il n'aurait aucun moyen d'imaginer ce qu'ils pensent. Puisque l'esprit de celui qui n'a pas la vue est essentiellement le même que celui du voyant, en cela qu'il n'admet point de lacune, il doit suppléer par quelque sorte d'équivalent pour les sensations physiques manquantes. Il doit percevoir une ressemblance entre les choses extérieures et les choses intérieures, une correspondance entre le vu et le non-vu. Je me sers d'une telle correspondance en bien des cas et peu importe jusqu'à quel point je l'étends aux choses que je ne peux pas voir ; cela ne tombe pas sous l'expérience.

Elle achève enfin son analyse, j'ai envie d'écrire son rapport, sur le monde singulier dont elle seule a jamais parlé, et fait cette remarque importante :

Ma main a sa part dans la multiple connaissance, mais il ne faut jamais oublier qu'avec les doigts je vois seulement une très petite portion des surfaces et que je dois passer et repasser la main avant que mon toucher saisisse l'ensemble. Il est encore plus important, cependant, de se souvenir que mon imagination n'est pas enchaînée à certains points, positions et distances. Elle met toutes les parties ensemble, simultanément, comme si elle les voyait ou les savait au lieu de les sentir. Bien que je ne sente à la fois qu'une petite partie de mon cheval — mon cheval est nerveux et ne se soumet pas aux explorations manuelles — cependant, parce que j'ai bien des fois senti le jarret, les naseaux, le sabot et la crinière, je peux voir les coursiers de Phébus Apollon parcourant le ciel.

Avec un tel pouvoir actif, il est impossible que ma pensée demeure vague, indistincte. Elle doit nécessairement être forte, définie. Ceci est réellement un corollaire de la vérité philosophique, que le monde réel existe seulement pour l'intelligence. C'est-à-dire, je ne peux pas toucher le monde en sa totalité ; à la vérité, j'en touche moins que les autres n'en voient ou n'en entendent. Mais toutes les créatures, tous les objets passent entiers dans mon cerveau et y occupent la même étendue que dans l'espace matériel. Je déclare que pour moi les pensées ramifiées, sinon les rameaux des pins, ondulent, dominent, bruissent et rendent harmonieuses les crêtes des montagnes s'élevant sommet sur sommet. Si j'ai la velléité de me représenter le monde comme un tout, il devient vision immédiate : homme, bête, oiseau, reptile, mouche, ciel, océan, montagne, plaine, roc et galet. La chaleur de la vie, la réalité de la création est sur tout. La pulsation des mains humaines, la douceur des fourrures, les souples ondulations des longs corps, le piquant bourdonnement de l'insecte, la raideur des escarpements quand je les gravis, la liquide mobilité et le grondement des vagues sur les rochers. Etrange à dire, j'ai beau l'essayer, je ne peux pas astreindre mon toucher à pénétrer cet univers en tous sens. Dès que je le tente, tout s'évanouit ; seuls de petits objets demeurent, d'étroites portions de surfaces, de simples indications tactiles, un chaos de choses dispersées au hasard. Aucun frisson,

aucun plaisir n'en est excité. Rendez à l'artistique et compréhensif
sens interne son légitime domaine, et vous me donnez la joie qui,
mieux que tout, prouve la réalité.

Et pourtant, ce monde, aujourd'hui si rempli de signification,
n'aurait pas suffi à l'humaniser. Elle est terrifiante quand elle
parle des années qui ont précédé son éducation, non parce que
la chose est humainement atroce — elle parle avec douceur de
ses souvenirs d'enfance — mais parce que nulle part on n'est
aussi près du mystère spirituel. Jusqu'à sept ans, elle a été
un animal, un animal humain avec une main prenante, et un
cerveau admirablement constitué, par le toucher elle avait du
monde extérieur ou du moins de la vie domestique une représentation suffisante. Elle pleurait et riait — naturellement,
paraît-il — elle jouait et s'amusait ; elle se mettait en colère ;
elle affirme qu'elle ne pensait pas :

Avant que mon institutrice vînt à moi, je ne savais pas que je suis
— sic —. Je vivais dans un monde qui était un non-monde. Je ne
peux pas espérer décrire adéquatement ce temps inconscient et conscient de néant. Je ne savais pas que je sus quoi que ce soit, ni que je
vivais, ou agissais, ou désirais. Je n'avais ni volonté, ni intelligence.
J'étais emportée vers les objets et les actes par un certain élan natu-
rel, aveugle. J'avais une humeur qui me faisait sentir la colère, la
satisfaction, le désir. Ces deux faits conduisaient ceux qui m'entou-
raient à supposer que je voulais et pensais. Je peux me rappeler
tout cela non parce que je savais que c'était ainsi, mais parce que
j'ai la mémoire tactile. Elle me permet de me souvenir que je n'ai
jamais contracté mon front dans l'acte de penser. Je ne considérais
jamais rien à l'avance ni ne le choisissais. Je me rappelle aussi tac-
tilement le fait que jamais dans un sursaut du corps, ou un battement de cœur, je ne sentis que j'aimais ou me souciais de quoi que
ce soit. Ma vie intérieure était alors un vide sans passé, présent ou
futur, sans espoir ou prévision, sans étonnement ni joie, ni foi.

Ce n'était pas la nuit — ce n'était pas le jour.
. . . .
Mais le vide absorbant l'espace
Et la fixité sans une place ;
Il n'y avait ni étoiles — ni terre — ni temps —
Ni arrêt — ni changements — ni bien — ni crime.

Mon être dormant n'avait idée ni de Dieu, ni de l'immortalité, ni
crainte de la mort.

Je me souviens aussi, par le toucher, que j'avais un pouvoir d'association. Je sentais les ébranlements tactuels comme un pas, une

fenêtre qu'on ouvre ou qu'on ferme, le battement d'une porte. Après avoir fréquemment senti — smell — la pluie et le désagrément de l'humidité, j'agissais comme les autres autour de moi, je courais fermer la fenêtre. Mais ce n'était de la pensée dans aucun sens. C'était le même genre d'association qui fait que les animaux s'abritent de la pluie. Par ce même instinct de « singer » les autres, je pliais les vêtements qui revenaient de la buanderie, et mettais les miens de côté, je donnais à manger aux dindons, je cousais des yeux de perle à la figure de ma poupée, et faisais beaucoup d'autres choses dont j'ai un souvenir tactuel. Quand j'avais envie d'une chose que j'aimais — de la crème glacée, par exemple — j'avais un goût délicieux sur ma langue (par parenthèse, je ne l'ai plus jamais maintenant) et, dans la main, je sentais le mouvement de l'appareil à glace. Je faisais le geste et ma mère savait que je voulais de la crème glacée. Je pensais et désirais dans mes doigts. Si j'avais fait un homme, j'aurais certainement mis le cerveau et l'âme au bout de ses doigts. De semblables réminiscences, je conclus que c'est par l'éveil des deux facultés, liberté de volonté ou choix, et rationalité, ou pouvoir de penser par une chose à une autre, qu'il est rendu possible d'arriver à l'être, d'abord comme enfant, ensuite comme homme.

Cette impossibilité d'être de la pensée dans un cerveau capable de tous les développements, avec un minimum, il est vrai, d'impressions sensibles, mais encore un minimum très suffisant, si l'on songe au contenu presque prodigieux de toute sensation, cette impossibilité de la conscience sans la bizarre petite algèbre des mots, est à faire rêver les spiritualistes, et, en toute impartialité, les sensualistes. Car miss Keller continue :

Puisque je n'avais aucun pouvoir de pensée, je ne comparais pas un état mental avec un autre. Ainsi je ne fus conscient d'aucun changement ou mouvement se passant dans mon cerveau quand mon professeur commença à m'instruire. Je ressentis simplement une satisfaction intense en obtenant plus facilement ce que je voulais par les mouvements des doigts qu'elle m'enseigna. Je ne pensais qu'aux objets, et seulement aux objets dont j'avais envie. C'était le mouvement du congélateur sur une plus grande échelle. Quand j'appris la signification de « je » et « moi » et découvris que j'étais quelque chose, je commençai à penser. Alors seulement la conscience exista pour moi. Ainsi ce ne fut pas le sens du toucher qui m'apporta la connaissance, ce fut l'éveil de mon âme qui, d'abord, rendit à mes sens leur valeur, leur connaissance des objets, noms, qualités et propriétés. La pensée me fit consciente de l'affection, la joie et toutes les émotions. Je fus impatiente de savoir, puis de comprendre, ensuite de réfléchir sur ce que je savais et comprenais, et l'aveugle impétuosité qui m'avait d'abord conduite ici et là, à la dictée de mes sentiments, s'évanouit pour toujours. Je ne peux pas représenter plus clairement que personne autre les graduels et subtils changements des premières impressions aux idées abstraites. Mais je sais que mes idées physiques, c'est-à-dire mes idées dérivées des objets matériels, m'apparaissent d'abord en idées similaires à celles du toucher. Instantanément elles passent en significations intellectuelles. Ensuite la signification trouve son expression dans ce qu'on appelle « la parole intérieure ». Quand j'étais enfant, ma parole intérieure était un épèlement intérieur. Bien que je sois fréquemment prise encore maintenant, m'épelant à moi-même avec mes doigts, cependant je me parle aussi avec mes lèvres et il est vrai que, dès que j'appris à parler, mon esprit rejeta les symboles manuels et commença d'articuler. Cependant, quand j'essaie de me rappeler ce qui m'a été dit, je suis consciente d'une main épelant dans la mienne.

Une conséquence inattendue de son réveil mental est ce qu'elle a appelé « le monde en vie ».

On m'a souvent demandé ce que furent mes premières impressions du monde où je me trouvais. Mais ceux qui pensent un peu à leurs premières impressions savent de quelle énigme il s'agit. Nos impressions croissent et changent à notre insu ; ce que nous supposons avoir pensé enfants peut être tout à fait différent de ce que nous avons réellement éprouvé dans notre enfance. Je sais seulement que, lorsque mon éducation eut commencé, le monde qui parvint à mon atteinte fut tout en vie. Je parlais par signe à mes jouets et à mes chiens... Il se passa des années avant qu'on pût me persuader que mes chiens ne comprenaient pas ce que je disais et je m'excusais toujours quand je courais ou marchais sur eux.

Lorsque mon expérience s'élargit et s'approfondit, les sentiments poétiques et indéterminés de l'enfance commencèrent à se fixer en pensées définies. La nature — le monde que je pouvais toucher — était enveloppée et remplie de moi. J'incline à croire ces philosophes qui déclarent que nous ne connaissons rien que nos sentiments et nos idées. A l'aide de quelque raisonnement ingénieux, on peut voir dans le monde matériel simplement un miroir, une image des sensations mentales permanentes. En toute sphère, la connaissance de soi est la condition et la limite de notre conscience.

Chose encore à noter, ce monde vivant, ces choses à qui

l'on parle, ne sont que très vaguement humaines, ou du moins les vraies personnes se confondent avec le reste. Elle se reconnaît dans son univers, mais elle y est toute seule; les autres, en tant que semblables, furent découverts les derniers.

Quoi qu'il en soit, j'en vins plus tard à chercher une image de mes émotions et de mes sensations en autrui. Je dus apprendre les signes extérieurs des sentiments. Le sursaut de la peur, la tension contenue, maîtrisée, de la souffrance, le battement des muscles heureux dut être perçu et comparé avec ma propre expérience avant que je puisse les rapporter à l'âme intangible d'un autre. Tâtonnante, incertaine, je découvris enfin mon identité et après avoir vu mes pensées et mes sentiments répétés en autrui, je construisis graduellement mon monde de l'homme et de Dieu. A mesure que je lis et étudie, je trouve que c'est ainsi que le reste de la race a fait. L'homme regarde d'abord en soi et, avec le temps, il trouve la mesure et le sens de l'univers.

Si peu de commentaires sont possibles sur un cas si exceptionnel que je voudrais bien ne pas conclure. Devant les plus beaux tours de force, quelque chose se révolte en nous et même se détourne; il semble qu'il y ait un prix qu'on ne peut pas mettre aux choses. Je me rappellerai la défense d'Helen Keller, qui ne laisse pas discuter son effort : « C'est le secret vouloir intime qui juge notre destin », et s'il fallait absolument la justifier près de nos utilitaires « à quoi bon », voici que je découvre une remarquable raison d'être à cette vie et comme une excuse à ce que Renan appelait l'immoralité transcendante de la nature. La mission de cette jeune fille, devant tout ce qui parle un peu haut dans le monde, plaintes, gémissements, revendications, est d'apprendre aux autres à se taire.

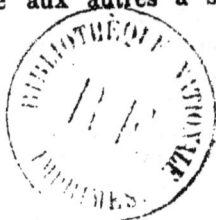

Poitiers. — Imp. du MERCURE DE FRANCE (Blais et Roy), 7, rue Victor-Hugo.

www.ingramcontent.com/pod-product-compliance
Lightning Source LLC
Chambersburg PA
CBHW060528200326
41520CB00017B/5167